# DES CONDITIONS

## DANS LESQUELLES SE DÉVELOPPENT

# LES ACCIDENTS TERTIAIRES DE LA SYPHILIS

PAR

## Pierre-Albert RICHARD,

Docteur en médecine de la Faculté de Paris.

PARIS

# OCTAVE DOIN, ÉDITEUR

PLACE DE L'ÉCOLE-DE-MÉDECINE

2. rue Antoine-Dubois, 2

1876

# ACCIDENTS TERTIAIRES DE LA SYPHILIS

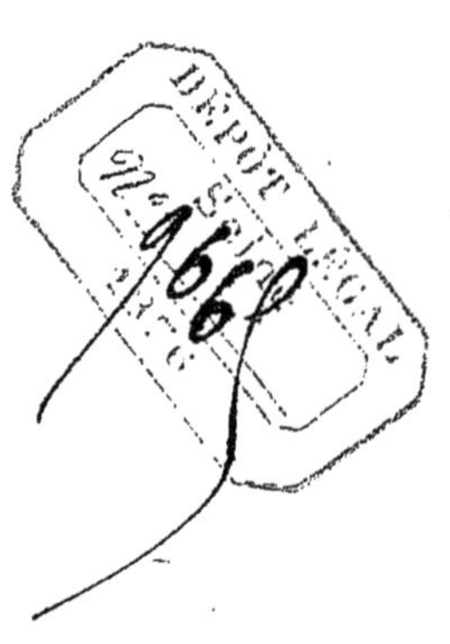

# DES CONDITIONS

## DANS LESQUELLES SE DÉVELOPPENT

## LES ACCIDENTS TERTIAIRES DE LA SYPHILIS

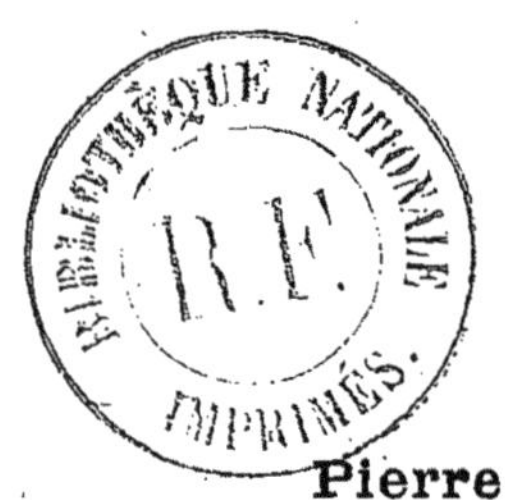


PAR

**Pierre-Albert RICHARD,**

Docteur en médecine de a Faculté de Paris.

PARIS

OCTAVE DOIN, ÉDITEUR

PLACE DE L'ÉCOLE-DE-MÉDECINE

2, rue Antoine-Dubois, 2

—

1876

# DES CONDITIONS

## DANS LESQUELS SE DÉVELOPPENT LES

## ACCIDENTS TERTIAIRES
# DE LA SYPHILIS

Il peut paraître prétentieux de vouloir faire une chose digne d'intérêt en traitant de la syphilis après tant de nos illustres maîtres qui ont élaboré et sondé la question sous toutes ses formes. Cependant nous abordons cette tâche, et nous croyons que notre travail ne sera pas inutile ; nous envisageons, en effet, la syphilis à un point de vue un peu différent de celui où l'on a l'habitude de le considérer. Beaucoup se sont attachés à la décrire minutieusement, période par période, accident par accident ; et nous mêmes, qui n'avons pu observer des faits bien nouveaux, nous n'aurions pu en parler autrement, si dans ce travail, nous n'avions pensé la considérer à un point de vue général. Nons voulons livrer des observations puisées par nous ou recueillies dans les travaux originaux, une vue d'ensemble sur la syphilis, et notamment nous espérons démontrer que certaines formes de syphilis dépendent du syphilitique.

Or, comme la syphilis ne peut être jugée au point de vue de son pronostic que dans sa période tertiaire, puisque les deux autres guérissent spontanément, nous avons pris pour sujet de notre thèse : les conditions dans lesquelles se trouve le syphilitique atteint de manifestations tertiaires.

## PRÉLIMINAIRES.

Il est certain et de fait constant que la syphilis n'obéit pas à des lois mathématiques et que bien souvent on voit des syphilitiques qui échappent à toutes les prévisions que l'on aurait pu concevoir sur leur compte. Ce n'est pas inutilement que l'on a imaginé les mots de vérole forte et de vérole faible; ces mots voulant signifier que tout syphilitique fait, pour ainsi dire, la syphilis à la façon de son tempérament ou de ses antécédents. — Les uns parviennent à la période tertiaire, subissent les accidents de cette période sans grand dommage; d'autres en subissent toutes les manifestations les plus graves, comme si la syphilis s'acharnait pour ainsi dire après eux, d'autres enfin éludent en quelque sorte la période tertiaire. C'est donc surtout et dans ses manifestations qu'il faut la considérer. Lorsque la syphilis tertiaire se manifeste, elle présente les plus grandes variétés dans ses formes; elle atteint les parties les plus superficielles comme les plus profondes, et sa gravité dépend alors non du terrain, non de l'individu qu'elle atteint, mais de l'organe qu'elle altère en détruisant sa fonction indispensable à l'équilibre de l'économie. Elle est, en effet, toujours destructive, et tandis que les manifestations les plus confluentes de la période secondaire disparaissent sans laisser de traces, toute manifestation tertiaire aboutit à une destruction qui laissera après elle une cicatrice quelquefois plus grave que la maladie elle-même (rétrécissement de la trachée).

Aussi est-ce contre la syphilis tertiaire qu'ont tendu tous les efforts thérapeutiques, elle était la plus redoutable, car on pensait que la syphilis allait des parties superficielles aux parties profondes et que celles-ci atteintes il n'y avait plus à espérer, les manifestations extérieures n'étant plus là pour l'élimination du virus. M. Fournier a fait justice de ce préjugé. « Comment, dit-il, une maladie aussi générale que la syphilis, une maladie qui, du premier coup, prend possession de tout l'être, pouvait-elle borner ses manifestations à un seul sytème..... Vous représentez-vous bien un syphitilique qui serait syphilitique par sa peau et ses muqueuses, sans l'être par tout son corps et par toute sa substance? *A priori* cette scission de la diathèse en deux étapes successives intéressant l'une les parties extérieures, l'autre les parties profondes, est contraire à tout ce que nous enseigne la patho-

logie à propos des affections générales, des empoisonne-
ments, des états contitutionnels, etc. En fait, cela n'est
pas. Le syphilitique est syphilitique d'emblée par tous
ses organes, par toutes les parties de son individu, et
cela en profondeur comme en surface. Aussi la syphilis
secondaire est-elle en réalité tout aussi viscérale que la
syphilis tertiaire.

Etant donné qu'il n'y a plus de syphilis spéciale, au
point de vue des accidents viscéreaux, qu'elle soit secondaire ou qu'elle soit tertiaire, nous pensons que la forme
de la vérole dépend des conditions dans lesquelles se
trouve le syphilitique : c'est surtout ici une question de
terrain. Diday pense d'ailleurs ainsi. La syphilis guérit dans la majorité des cas et ne passe à l'état tertiaire que dans des circonstances et sous l'empire de
causes déterminées.

Pour le même auteur, on peut tirer des indications
pronostiques importantes de la bénignité ou de la gra-
vile de la vérole d'après l'accident initial ; il dit, en effet,
que, dans certains cas, il peut, vu la bénignité ou la malignité de la lésion initiale, donner les meilleures assu-
rances sur le peu d'intensité de la gravité des symptômes ultérieurs. Nous aurons d'ailleurs à revenir
sur cette opinion qui, bien que réfutée par M. Fournier,
n'en tend pas moins à démontrer d'une façon générale
que la syphilis, sans obéir à des lois générales, est pour-
tant soumise à certaines influences tirées à la fois et du
virus, c'est-à-dire de la graine et du terrain, c'est-à-dire

du syphilitique. Il ajoute, en effet, « le principal agent du tertiarisme, la cause qui, sur vingt syphilitiques condamnés à temps, en marque trois ou quatre pour subir leur peine à perpétuité, c'est sans doute le degré variable de force du virus, mais c'est surtout le degré variable de résistance que l'organisme de tel ou tel sujet oppose à l'action de ce virus. »

C'est dans cette vue générale que nous avons conçu le plan de ce travail. « Bonnes conditions, bonne vérole ; mauvaises conditions, mauvaise vérole. » Aussi nous trouvons-nous naturellement amenés à scinder notre sujet en deux parties distinctes, et étudierons nous :

1° Les conditions dans lesquelles se produisent les syphilis tertiaires bénignes ;

2° Les conditions dans lesquelles se produisent les syphilis tertiaires malignes.

## CHAPITRE I<sup>er</sup>.

### DES CONDITIONS DANS LESQUELLES SE DÉVELOPPENT LES SYPHILIS BÉNIGNES.

Nous avons cherché dans les auteurs quelles étaient les conditions qui pouvaient rendre la syphilis bénigne. Sans nous reporter à notre expérience personnelle en pareille matière, nous avons trouvé que le sujet avait déjà tenté l'esprit de recherche des syphiliographes les plus autorisés. Et voyons d'abord ce qu'on entend par syphilis bénigne.

M. Laucereaux a écrit, à propos de la forme bénigne, qu'on ne voyait pas toujours la syphilis passer nécessairement par toutes ses périodes et accomplir toujours une révolution complète. Quelquefois le terme de son évolution survient à la fin des accidents secondaires.» Pourquoi ce fait? Il est difficile de le savoir et surtout de le prévoir... Pourquoi l'organisme peut-il revenir à son intégrité normale alors qu'après un ou trois ans il a subi les altérations des deux premières périodes? Nous ne savons pas plus la raison de ce fait que de cet autre : pourquoi la varioloïde est-elle une forme plus courte, plus bénigne de la variole? nous nous contentons de constater le fait et de changer le nom; au nom de variole on a accolé le nom de varioloïde. De même on pourra dire syphilis et syphiloïde (Lancereaux) sans chercher à interpréter des faits indiscutables.

Quoi qu'il en soit, ainsi que l'a fait l'auteur précité, nous chercherons à établir le fait et à rechercher sa cause. De même qu'il existe des influences pour rendre une syphilis tertiaire maligne, de même il doit y avoir une heureuse compensation et il doit exister des influences qui forcent en quelque sorte le virus syphilitique à arrêter ses dégâts.

Le climat peut entrer pour une part importante dans le nombre des heureuses influences. M. Lancereaux rapporte que Jean de Léon n'avait pas laissé échapper le fait et qu'il avait constaté qu'en Lybie la syphilis guérissait seule.

Nous trouvons encore dans les auteurs des relations d'épidémie dans lesquelles la notion du climat ne paraît pas devoir être négligée.

C'est ainsi qu'en Islande la syphilis, importée en 1756, a fait peu de ravages, et même un médecin islandais, Thorstensen (1) a pu écrire, en 1840, que le « morbus venereus non existit in Islandiâ », malgré les relations fréquentes des marins danois et hollandais avec les indigènes. E. Robert (2) n'a rencontré qu'un exemple de syphilis véritable. Pour lui (3) ce peuple est peu apte à contracter la syphilis et assez impropre à la faire germer.

En Espagne et en Portugal, où le climat est très-doux, la syphilis, cependant très-répandue, sévit avec moins d'intensité et guérit avec facilité, la preuve en est que les médecins espagnols se contentent de traiter la syphilis constitutionnelle par une médication hydro-thermale.

En Asie, il semble que la syphilis est plus bénigne et que les accidents tertiaires se bornent à attaquer la peau sous l'influence d'un traitement diaphorétique, le

(1) Thorstensen, Mémoire de l'Académie de médecine, t. VIII.

(2) Robert, citat. de Friend, Histoire de la Médecine, p. 68, 3· partie. Id., Voyage en Islande et au Groëland, p. 42, Paris, 1841.

(3) Lettre sur une expédition de Chine et de Cochinchine (*Gazette médicale*, 1862).

seul qu'emploient les indigènes du centre de l'Asie pour lutter contre le mal.

En Egypte, il paraît en être de même, et Larrey avait déjà remarqué que, quoique la syphilis fût répandue dans toutes les classes de la société, elle y était cependant peu grave, guérissant ordinairement par de simples tisanes sudorifiques ou amères et par des bains de sable (J. Larrey) (1).

Il est assez curieux de voir qu'en Chine la syphilis, grave pour les étrangers, est supportée par les indigènes sans grand préjudice. M. Armand prétend même que la Chine a subi une sorte de syphilisation générale qui a atténué progressivement la force du virus.

En Océanie, la syphilis sévit avec moins d'intensité, sur la côte de la Nouvelle-Calédonie, à l'Ile des Pins, les chancres, dit Vinson, revêtent ordinairement le caractère phagédénique, mais les accidents secondaires et tertiaires sont peu fréquents.

De cet exposé géographique simplement établi au point de vue de la syphilis bénigne, il résulte que la syphilis est d'autant moins redoutable que le climat est plus doux, que le pays est plus central et partant moins exposé aux influences étrangères si dangereuses sur les côtes.

Le climat n'est pas la seule raison qui fait qu'une syphilis est bénigne ou maligne, et pour ce qui est des

(1) J. Larrey, Relation historique et médicale d'expéditions en Egypte et Syrie, Paris, 1863.

syphilis tertiaires bénignes, nous avons vu qu'en somme le climat ne pouvait rien faire préjuger ou tout au moins peu de chose. Et d'ailleurs rien d'étonnant en cela, puisque la syphilis bénigne, dans ses deux premières périodes, peut, vingt ans après et subitement, devenir funeste dans ses manifestations ultimes ; bénigne pour les indigènes, elle est maligne pour les voyageurs et les colons.

D'autres conditions sont à chercher et en particulier nous les |tirerons de certaines considérations tenant à l'âge des individus. « Si vous voulez attraper la « vérole, disait Ricord, profitez du moins pour cela du « temps où vous êtes jeunes, car plus tard vous vous « repentiriez d'avoir attendu. La vérole n'aime pas les « vieux et elle leur joue cent tours qu'elle épargne aux « jeunes gens. »

Voyons ce qu'est la vérole chez les enfants : nous ne parlerons pas de la syphilis fœtale, non plus que de la syphilis congénitale, où tout est contre l'enfant. Il s'agit, en effet, dans ce cas, d'un état pathologique ancien saturé dont l'allaitement| même naturel ne peut pas triompher dans la plupart des cas, faits qui résultent des statistiques que l'on trouve bien exposées dans la thèse de M. Violet, interne des hôpitaux. (*Syphilis infantile,* Paris, 1874.)

Mais nous parlerons de préférence de la syphilis acquise de l'enfant.

L'enfant, qui peut être contaminé par le sein, la vaccination ou toute autre cause de contact malsain, est d'autant plus exposé qu'il se rapproche du bas-âge. Mais plus tard, à 6 et 7 ans jusqu'à 10 ans, il est merveilleux de voir comme l'enfant échappe facilement au danger, et, dit M. Violet, l'observation apprend que la plupart de ces enfants finissent par avoir une santé parfaite, sans jamais présenter, pas plus que leurs descendants, la moindre atteinte de syphilis. Est-ce parce que l'enfant en voie de développement, d'organisation pour ainsi dire, possède à cette époque un organisme qui assimile et désassimile d'une façon plus active? Est-ce parce que le traitement agit mieux en raison de ce fait? Nous ne pouvons rien préciser. Qu'il nous suffise de constater que chez l'enfant la syphilis acquise est relativement bénigne.

Il nous reste peu à dire sur les conditions qui rendent la syphilis bénigne.

Le sexe ne peut entrer pour rien dans la bénignité ou la malignité des accidents tertiaires de la syphilis. Nous trouvons même dans les leçons de M. Fournier (p. 926), cette phrase au sujet de la question du sexe : « Quoiqu'il en soit d'ailleurs de cette pathogénie, un fait bien certain c'est que la cachexie syphilitique se produit chez la femme d'une façon plus fréquente, pardon, je devrais dire moins rare que chez l'homme. »

Nous ne pouvons nous empêcher de joindre aux conditions de bénignité de la syphilis, qui ainsi qu'on l'a vu, sont si rares, une condition sur laquelle on a encor récemment attiré l'attention. Je veux parler de l'érysipèl que M. Mauriac a été à même de juger comme une sorte de maladie providentielle exerçant son action non sur le virus syphilitique lui-même, mais sur des accidents secondaires, graves, rebelles et contre lesquels toute thérapeuthique échouerait invariablement. Cette condition de pronostic bénin, non de la syphilis elle-même, mais de ses manifestations cutanées, est bien digne de trouver ici sa place. Nous ne citerons que les conclusions du Mémoire de M. Mauriac (1).

*a.* Dans les cas de syphilis, où les accidents consécutifs cutanés et muqueux ne sont pas compliqués de malignité et de cachexie, un erysipèle avec réaction fébrile doit être considéré comme un événement favorable.

*b.* L'influence curative de l'érysipèle ne se produit pas seulement sur les accidents syphilitiques locaux : l'état général, plus ou moins compromis par les atteintes de la maladie constitutionnelle, s'améliore aussi avec une rapidité remarquable. Et c'est surtout en raison de cette dernière conclusion que le mémoire de M. Mauriac peut rentrer dans notre sujet.

Nous n'aurions pas cité ce cas avantageux pour les accidents syphilitiques et non pour la syphilis elle-même, si nous n'avions été nous-même témoins d'un fait à peu près semblable dans le service de M. Damaschino, à l'Hôpital temporaire. Ce fait donnant pleinement raison à la théorie de M. Mauriac, nous nous permettons de

_______

(1) Étude clin. de l'inf. de l'érysipèle sur les syphilides, par Mauriac, A. Delahaye, Paris, 1872.

donner le de l'observation résumé prise dans le service et qui nous a été communiquée oralement par M. Decaudin, interne de cet hôpital.

Il s'agit d'une jeune fille entrée dans la salle Saint-François pour un ulcère rond de l'estomac ayant occasionné, à la suite d'hematémèses et de vomissements rebelles, un état cachectique des plus graves. Dans le cours de cette maladie, cette jeune malade, âgée de 21 ans, eut quelques érosions à la commissure des lèvres et de l'aile du nez, un psoriasis palmaire et plantaire. En même temps, elle se plaignit de flueurs blanches et de démangeaisons à la vulve. Examinée, elle offrait tous les signes d'une syphilide papulo-hypertrophique humide qui avait rendu œdemateuses les deux grandes lèvres. Tous les médicaments donnés pour la syphilis étaient réjetés, les frictions mercurielles n'amélioraient pas la malade, et les parties génitales, malgré la teinture d'iode, d'iodoforme, restaient toujours dans le même état; quand, le 23 novembre 1874, un érysipèle se développa sur la figure, de là, se propagea par le dos jusqu'aux parties génitales. Quand l'érysipèle, qui fut intense et accompagné de symptômes fébriles des plus accusés, eut disparu. Il n'y avait plus de plaques érosives à l'angle de l'œil, à l'aile du nez, non plus qu'à la commissure des lèvres. Les parties génitales étaient redevenues souples et au bout de quinze jours, toute trace de syphilides papuleuses avait disparu. Enfin, la malade au bout d'un mois guérie radicalement de sa vérole, put partir sans plus donner signe de l'affection gastrique ulcéreuse qui l'avait amenée à l'hôpital.

L'érysipèle n'est pas la seule maladie qui paraisse avoir cette influence heureuse, et M. Lallier a observé une jeune femme qui, à la suite d'une attaque de choléra, se trouva rapidement débarrassée d'une éruption syphilique et d'une paralysie vraisemblablement de même nature. Ce fait n'est pas unique, comme on pourrait le croire. M. Lancereaux en a observé un absolument identique. Il s'agit d'une jeune fille de 23 ans, qui était atteinte de roséole et d'éruption du cuir chevelu, et qui vit disparaître ces deux éruptions à la suite d'une attaque de choléra.

A ces conditions qui rendent la syphilis bénigne, c'est-à- dire le climat, l'âge et les maladies intervenantes, nous pouvons en ajouter d'autres faciles à prévoir, nous voulons parler de ces facteurs essentiels de pronostics favorables qui sont : les influences thérapeutiques, l'état de santé générale, les conditions d'hygiène, toutes circonstances pouvant arrêter la marche des accidents et même les prévenir.

## CHAPITRE II

### DES CONDITIONS DANS LESQUELLES SE DÉVELOPPENT LES SYPHILIS MALIGNES.

Avant de passer à l'étude des influences fâcheuses qui pourront faire qu'une syphilis soit maligne, nous croyons

(1) Lancereaux, *Traité de la syphilis*, p. 447.

bon d'étudier une question qui, quoique très-intéressante,
n'a jamais attiré d'une façon spéciale l'attention des
auteurs. Ce n'est pas que certains ne s'en soient occupés,
nous trouvons, au contraire, dans Bassereau, Fournier,
Lancereaux, des remarques du plus haut intérêt, mais
jamais que nous sachions, le résumé de ces diverses
opinions n'a été fait dans un travail de la nature du
nôtre. La question si importante à résoudre est celle-
ci : D'après les caractères offerts par les premières
manifestations de la syphilis, peut-on conclure à la
bénignité ou à la malignité de la vérole?

Mais ici encore nous sommes obligés d'ouvrir une
nouvelle parenthèse pour nous faire comprendre et
afin qu'on ne prête à nos conclusions une portée toute
pifférente de celle que nous avons entendu leur donner.

Nous entendons par syphilis maligne les syphilis qui
diffèrent de la syphilis commune par la gravité des
symptômes fébriles, par la multiplicité des lésions portant sur les divers appareils, par la rapidité avec
laquelle survient la cachexie spéciale. Nous n'entendons
pas par syphilis maligne la syphilis qui, par la locali-
sation de ses manifestations, amène des troubles sérieux
et même mortels.

Prenons un exemple pour mieux faire saisir notre
pensée : une exostose qui existe à la face interne du
canal vertébral produit des accidents excessivement
graves (paraplégie, contracture, atrophie, troubles tro-
dhiques, etc.), dont la mort n'est que trop souvent la

conséquence fatale. Eh bien! peut-on dire que cette syphilis est maligne? Nous ne le croyons pas, et pour nous, cette syphilis n'est pas plus maligne qu'une syphilis se manifestant par une exostose de la crête du tibia, exostose dont le malade souvent n'aura pas notion.

Pour nous, la syphilis maligne trouvera sa définition dans ces sortes de syphilis qui aux trois périodes peuvent être graves, graves parce que l'incubation aura été grave, ensuite parce que le chancre aura pris un caractère phagédénique. La vérole sera encore maligne dans la période secondaire, à cause de la répétition coup sur coup de syphilides papuleuses pustuleuses et squameuses. Enfin par la rapidité avec laquelle surviendront les accidents tertiaires qui, dans quelques cas, seront contemporains des accidents secondaires.

Il est certain que, dans ces cas, la syphilis maligne poussera vite à cette cachexie dans laquelle le mercure lui-même viendrait ajouter ses effets nuisibles en agissant comme altérant et en privant le malade d'une partie de cette résistance qui lui est si nécessaire pour lutter contre la malignité de la maladie qui l'atteint dans les organes les plus essentiels à son existence.

Mais avant de passer à l'étude des conditions étiologiques de la syphilis maligne, voyons s'il n'est pas des caractères cliniques à l'aide desquels on pourra prévoir le degré de malignité de la syphilis.

## *Symptomatologie de la syphilis bénigne.*

La question de rechercher si une syphilis sera bénigne ou maligne, faible ou forte, a déjà préoccupé bon nombre d'auteurs. M. Dubuc, en traçant dans sa thèse la marche et les symptômes de la syphilis maligne, a fait un effort dans le sens qui nous occupe, et d'ailleurs, Diday l'avait déjà précédé. Voyons ce qu'en disent ces deux auteurs :

La syphilis maligne, dit Dubuc, est comparable par sa gravité, par sa marche à l'épidémie qui a été décrite par les auteurs du xvᵉ et du xvɪᵉ siècle.

La première poussée se fait un mois ou deux après l'apparition de l'accident initial, elle est précédée d'une véritable période prodromique caractérisée par de la céphalalgie, des douleurs rhumatismales, et une fièvre qui d'habitude revêt le type intermittent quotidien ou même tierce.

L'éruption, quelle que soit la lésion élémentaire qui la constitue, bulle, pustule ou tubercule, se compose d'un nombre assez restreint de boutons, et elle ne paraît confluente qu'à cause de la largeur des éléments éruptifs arrivés à leur entier développement. Elle a de plus une tendance constante, c'est de marcher vers l'ulcération.

Les lésions multiples des muqueuses désignées par le terme beaucoup trop compréhensif de plaques muqueuses manquent complètement ou ne se montrent qu'avec une extrême discrétion.

Il semble cependant logique de faire une exception pour la pituitaire. Dans certains cas, en effet, on a noté un coryza très-intense, qui accompagne des symptômes généraux sur lesquels nous avons déjà attiré l'attention ou qui auraient pu en imposer pour un cas de morve aiguë.

Etudions d'abord le chancre au point de vue des indications pronostiques qu'on en peut tirer.

Une incubation extraordinairement longue indique-t-elle une vérole grave? Nous n'avons pas assez de faits pour résoudre cette question d'une façon définitive, mais nous croyons cependant devoir relater l'observation suivante :

M. R... étudiant en médecine, de petite taille, mais doué d'une très-bonne constitution, contracta, au mois d'avril 1872, une syphilis dont l'incubation dura quarante-cinq jours. Le chancre, à large base indurée, siégeait à la face interne du prépuce, près de l'insertion du frein. Traité par le vin aromatique il disparut en vingt jours environ ; un petit noyau induré persiste pendant quelques semaines encore. Au mois de septembre, quelques papules apparurent, précédées d'un appareil fébrile assez intense, sur le front à la naissance des cheveux, tandis qu'une roséole confluente courait tout le corps : A partir de ce moment, pendant dix-huit mois, les accidents secondaires se succédèrent presque sans interruption malgré le traitement mixte auquel on fit succéder des frictions à l'onguent mercuriel sur les bras et à la face interne des cuisses jointes à l'hydrothérapie. Le malade eut de nombreuses poussées de plaques muqueuses dans la gorge, et à la face interne des joues et surtout sur la langue. Du côté des organes génitaux, on observe des plaques muqueuses à la place occupée primitive-

Richard.                                                                                    2

ment par le chancre. Deux poussées de syphilides plantai-
res et palmaires, l'une au mois d'octobre 1872, l'autre en mai
1873 : (fumigations de cinabre) aux pieds et aux mains; — bains
de sublimé.

Cet état de choses dura jusqu'à la fin de 1874, depuis lors,
M. X... a quitté Paris et exerce la médecine sous un climat chaud
et n'a pas eu le moindre accident tertiaire.

La syphilis dont est atteint M. X... nous paraît grave
et nous croyons que dans ce cas, quoique aucun accident
ne se soit montré depuis deux ans, tout médecin prudent
réserverait son pronostic.

Une autre question se pose à propos de la nature du
chancre. Tout le monde sait, en effet, combien rarement
le chancre infectant se complique de phagédénisme. Il
s'agirait de savoir si, dans le cas où on observerait un
chancre de cette nature, on aurait plus de chance de voir
survenir une vérole grave que dans les autres cas.

Nous trouvons à ce sujet, dans le travail de M. Bassereau une propension que nous ne pouvons pas ne pas
citer, quoiqu'elle nous paraisse trop affirmative.

« Après les chancres indurés bénins, surviennent les
éruptions syphilitiques bénignes et les affections des divers tissus sans tendance à la suppuration. Après les
chancres indurés phagédéniques, surviennent les syphilides pustuleuses graves; les affections ulcéreuses de la
peau plus tardives, les exostoses suppurées, les nécroses
et les caries. »

Dans la thèse de Dubuc, nous notons aussi que sur neuf
cas de syphilis maligne, quatre avaient pour accident

initial un chancre de nature phagédénique, et ceci
nous paraît d'autant plus probant que ces neuf observations ont été recueillies à un tout autre point de vue, et
que le phagédénisme lui-même, pour les auteurs moder-
nes, est un accident qui tient à l'individu, à sa mauvaise
hygiène, à sa malpropreté, conditions qui, nous le verrons plus tard, prédisposent à la syphilis maligne.

On a étudié à ce point de vue le siége du chancre, mais
aucun résultat n'a été obtenu de ce côté.

Boerhaave dit bien que le chancre de la lèvre est plus
grave que celui de toute autre région, mais il ne connais-
sait pas la différence capitale qui existe entre le chancre
mou ou simple, et le chancre induré ou infectant, et on
sait que ce dernier est le seul qui ait été observé jusqu'à
présent sur cette région.

M. Diday a consacré une partie de ses leçons à l'étude
du pronostic de la syphilis observée sur tel ou tel sujet,
et sans être trop affirmatif sur la valeur des différents
signes qui peuvent servir à résoudre cette question, il
croit que, s'il était possible d'y répondre en s'appuyant
sur un seul signe, ce signe serait fourni par la nature de
la première syphilide.

Une roséole pure et simple restant telle pendant toute
sa durée, n'affectant en aucun point la tendance à papuler,
s'effaçant en douze ou quinze jours, indique presque à coup
sûr une syphilis bénigne qui, pour guérir, n'aura pas
besoin d'une médication spécifique.

Au contraire, les syphilides papuleuses ou squameuses,

vésiculeuses ou pustuleuses comportent un pronostic grave.

Le médecin expérimenté aura encore le droit, d'après ce dernier auteur, de tirer des conclusions du nombre des poussées et de l'intervalle qui sépare deux poussées successives. — Si on note, en effet, l'intervalle qui sépare la première poussée de la seconde, on voit qu'il est beaucoup moins considérable dans le cas de véroles fortes que dans le cas de véroles faibles. Dans 10 cas de véroles fortes, en effet, où l'on a pu le noter exactement, il fut en moyenne de 47 jours ; et dans les cas de véroles faibles, les deux poussées dont nous parlons, furent séparées par un laps de temps qui était en moyenne de 103 jours.

M. Diday a encore voulu tenir compte de l'origine de la syphilis, et il a voulu mettre en corrélation l'origine et l'intensité des accidents, une syphilis ayant pour origine un chancre est-elle plus grave qu'une syphilis acquise par la contagion d'accidents secondaires? ou bien est-ce l'inverse? Les statistiques sembleraient conclure en faveur d'une syphilis bénigne lorsque celle-ci a pour origine un accident secondaire.

Mais nous trouvons dans les leçons de M. Fournier une réfutation énergique, non-seulement de cette dernière proposition, mais encore de celles qui précèdent: « Hypothèse, illusion, prophétie d'aventure et prophétie dangereuse par la fausse sécurité qu'elle donne à certains malades. » Le moyen, en effet, d'avoir des statistiques vraies, sur des questions aussi obscures que celles notamment qui traitent de l'origine de la syphilis ?

Nous ne discuterons donc pas avec des maîtres aussi expérimentés. Et nous laisserons à l'avenir le soin de répondre à toutes ces propositions qui, si elles étaient résolues, simplifieraient de beaucoup l'étude pronostique de la vérole.

Les conditions plus réelles qui rendent la syphilis maligne vont faire l'objet de la dernière partie de notre travail.

Ces conditions sont de plusieurs ordres :

Les unes tiennent à la nature même du virus ; les autres aux conditions dans lesquelles se trouve l'individu contaminé, autrement dit question de graine, question de terrain.

§ I. —Les premières sont de beaucoup les moins importantes, ou plutôt, et d'après ce que nous avons étudié dans les ouvrages de MM. Dubuc, Diday, Bassereau et Fournier, les moins bien connues.

§ II. — Les secondes tiendront soit aux circonstances extérieures, soit aux circonstances individuelles.

Les *circonstances extérieures* sont : le climat et le changement de latitude ; nous allons essayer de prouver que tel individu qui aurait probablement bien supporté sa vérole dans son pays, en sera beaucoup plus gravement atteint dans un pays où il n'est pas encore acclimaté et où il trouve des maladies endémiques qui déjà l'affaiblissent.

*Climat.* — Nous avons déjà traité du climat au point de vue des syphilis bénignes, nous pouvons revenir à cette cause qui, dans certains pays, rend la syphilis grave et chose curieuse! pour deux pays limitrophes on trouve que tandis que l'un jouit d'une sorte d'immunité, le pays voisin au contraire voit se développer les syphilis graves. C'est ainsi que, près de l'Islande et du Groënlend, des Iles -Feroë, où la syphilis est relativement bénigne, en Norwège et à Christiana notamment, d'après les statistiques du professeur Boek, les ostéites crâniennes et naso-palatines sont communes. Un point important à noter est la lenteur d'évolution de la syphilis, sous ce climat. Dans quelques cas même ils sont d'une gravité qui approche de la malignité, et la syphilis occasionne souvent la mort. De même sur le littoral de la Suède, de la Courlande et de la Finlande. Mais cette gravité tient plus à la situation littorale de ces pays et à la multiplicité de la contagion qu'au climat. C'est ainsi qu'à Londres et en France, il faudra tenir compte des conditions d'existence différentes à la ville et à la campagne. Nous noterons pour les mêmes causes la gravité de la vérole, grave à Naples et à Rome, légere au contraire dans les provinces de Sondrio et de Brescia en Italie.

La syphilis est également grave dans le centre de la Turquie, en Tyrol, en Vénétie, Dalmatie, elle offre le cachet d'une maladie sérieuse.

(1) Boek. Recherches sur la syphilis appuyées des tableaux statistiques, Christiania, 1862, 69, 460 etc.

En Chine les affections vénériennes qui y sont con-tractées par les Européens prennent un caractère de suracuité et de gravité qui n'est pas en rapport avec les accidents éprouvés par les Chinois. La cachexie syphili-tique serait très-difficile à détruire et deviendrait fu-neste pour les individus contractant la dysentérie.

En Afrique, et notamment en Algérie, l'influence du climat ajoutée à l'incurie des Arabes (Laverau) (1) donne à la syphilis une suractivité qui fait rapidement appa-raître les accidents consécutifs : parmi ceux-ci les syphi-lides pustuleuses tiennent la première place pour la fré-quence et l'acuité. Elles paraissent envahir tout le corps et chaque pustule se transforme en ulcère profond, a bords taillés (Arman) (2). En Kabylie, la syphilis est grave, les accidents se développent avec une telle inten-sité et une telle rapidité que l'on a créé le mot de lèpre kabyle et que ces accidents répétés et fréquents dans ce pays ont pu rappeler l'épidémie du xvᵉ siècle (Hano-teau) (8).

On voit d'après cet exposé géographique que bien des conditions se trouvent réunies pour rendre la syphilis maligne, elles dépendent en somme peu du climat, mais bien plus des habitudes de chaque pays, de son hygiène

(1) Armand. *Algérie médicale,* Paris 1854, p. 415.
(2) Laverau. *Dict. encyclopéd. des sciences médicales,* p. 762. art. Al-gérie.
(3) Hanoteau. *La Kabylie et les coutumes Kabyles,* Paris, 1873 ; t. I, p. 382.

et de la situation d'un étranger ou d'un indigène sous le même climat. L'indigène résiste là où l'étranger succombe. Il en est du reste de même pour bien d'autres maladies.

Une cause de même ordre qui tendrait à rendre la syphilis maligne serait pour Gauthier la contamination d'une race à une autre, mais les faits de cette nature qu'on a eu l'occasion d'observer sont trop peu nombreux pour attirer la conviction, et cela d'autant mieux que presque toujours les faits ont été observés dans des circonstances particulières, sur des hommes par exemple qui venaient de subir les fatigues d'un long voyage et qui de plus se trouvaient eux-mêmes dans des conditions dont nous avons déjà parlé, c'est-à-dire qu'ils venaient de changer de climat.

Nous arrivons actuellement à l'étude des circonstances individuelles qui jouent le rôle de beaucoup le plus important. Nous allons les passer successivement en revue.

*Age*. — L'influence de l'âge est des plus manifestes et la vérole est surtout maligne aux deux extrêmes de la vie. Il est bien entendu que nous n'avons actuellement en vue que la syphilis acquise qui offre aussi une grande gravité. Les recueils de médecine et les publications périodiques contiennent la relation de nombreuses épidémies de syphilis vaccinale qui toutes se font remarquer

(1) Deux années de pratique médicale à Canton, thèse, Paris, 1863.

par la gravité des lésions et par leur mortalité. Nous ne citerons qu'un exemple, c'est l'épidémie observée par Cereoli dans laquelle sur 46 enfants qui furent vaccinés avec du vaccin provenant d'une petite fille contaminée, 19 succombèrent.

La vieillesse aussi est une circonstance fâcheuse et nous avons déja cité ce que dit M. Ricord à ce sujet. Mais ici une objection peut se présenter. Deux cas en effet sont à considérer.

Chez le vieillard l'accident initial peut remonter à une époque plus ou moins éloignée. Il peut dater de plus d'un demi-siècle comme l'a noté M. Fournier, et alors rien d'étonnant à ce que chez lui la syphilis soit grave, parce qu'il ne se trouvera sous l'atteinte que des accidents tertiaires qui, comme nous le savons, sont les seuls qui menacent l'existence. Ces cas ne rentrent pas dans le cadre que nous nous sommes tracé.

Il n'en est pas de même de ceux dans lesquels un vieillard jusque la vierge, dans le sens où l'entendent les syphiliographes est infecté depuis peu.

Nous citerons à ce propos une observation que nous trouvons dans le livre de M. Lancereaux :

Le nommé V. Tresière (page 108), âgé de 55 ans, entre le 9 octobre 1860, à l'hôpital de la Pitié, salle St-Paul, n° 45. Cet homme d'une bonne santé habituelle a contracté, il y a quelques mois un chancre induré du prépuce toujours reconnaissable à la cicatrice particulière qui lui a succédé. Adénopathies ganglionaires bi-inguinales multiples, Syphilides papuleuses occupant le tronc, les membres, adénite cervicale, alopécie, plaques muqueuses sur l'amygdale droite, rougeur légère et œdème de l'isthme du gosier ; douleurs au niveau des parties musculaires, des parois thoraciques, de la région sternale et dans la plupart des articulations des membres ; langue sale légèrement saburrale; dégoût des aliments et appétit pour ainsi dire nul. Etourdissements, vertiges, céphalalgie; léger affaiblissement de la vue et de l'ouïe, yeux ternes; physionomie triste ; courbature générale et fièvre. Vers les trois heures de l'après-midi la fièvre s'accroît, la peau est manifestement plus chaude et le pouls plus fréquent. La céphalalgie est surtout plus intense, le malade prétend qu'il reçoit sur les côtés de la tête des coups de canif, les organes sont examinés avec le plus grand soin et aucun ne parait affecté. — Boissons émollientes.

Les accidents précités persistent. Le malade maigrit, paroxysme fébrile chaque soir à peu près vers la même heure, — protoiodure de mercure, amélioration progressive mais lente. Le malade quitte l'hôpital le 13 novembre; son état est très-notablement amélioré.

*Grossesse.* — C'est avec raison que Cazeaux n'est pas de l'avis d'Antoine Petit, lorsque ce dernier prétend que, si la grossesse expose les femmes à quelques accidents, elle leur épargne un grand nombre de maladies fort graves, enraye la marche de certaines autres et parfois même guérit celles dont elles étaient préalablement affectées. Tout le monde sait quelle gravité dans le pronostic implique la grossesse dans le cas de maladies intercurrentes. Nous ne citerons comme exemples que la variole, la pneumonie.

Il en est de même à propos de la syphilis qui sévit presque toujours chez les femmes enceintes sous une forme grave, et cette influence fâcheuse ne cesse pas avec l'expulsion du fœtus, mais si la femme allaite, elle s'étend pendant toute la durée de la lactation.

Nos maîtres sont à peu près unanimes à ce sujet, et nous nous contenterons de renvoyer pour l'historique à la thèse de Maret, 1855.

La grossesse paraît agir de deux façons : tantôt elle est l'occasion de l'apparition des manifestations syphilitiques, tantôt elle paraît avoir une influence fâcheuse et sur l'apparition de ces manifestations et sur leur gravité.

Nous n'avons rien à dire de spécial sur ce sujet, et nous ne pourrions que reproduire ce qui a été dit par M. Moret.

Il n'y a d'ailleurs rien d'étonnant à ce que la gestation ait une influence fâcheuse sur la marche de la syphilis et sur les deux ordres de lésions secondaires et tertiaires qui en constituent les principales manifestations ; nous verrons pourquoi tout à l'heure.

Quelques auteurs ont insisté sur la gravité spéciale qu'offrait la syphilis dans le cas où la mère aurait été contaminée par le fœtus. Nous ne pouvons mieux faire que de rapporter l'observation suivante, que nous trouvons dans les leçons de M. Bazin sur la syphilis et les syphilides.

M. X..., commis-voyageur, contracte un chancre en Espagne et prend des pilules de proto-iodure pendant six semaines environ. A un an de là, il vient me consulter pour savoir s'il peut se marier, ce à quoi je l'autorise, ne trouvant aucune trace d'accidents et croyant qu'il avait un chancre mou. Le mariage se fait donc, la jeune fille qu'il épouse est fraîche, bien portante, de moralité irréprochable.

Au bout de six mois de mariage, la femme devient enceinte. Vers le quatrième mois de la grossesse, elle perd ses forces, maigrit, se sent très-faible : fausse couche à cinq mois. L'enfant, d'après ce qu'on m'a raconté, était flétri et couvert de boutons. (Je n'assistai pas à la fausse couche.)

La mère elle-même se vit bientôt en proie à une éruption d'une effroyable malignité qui recouvrait presque toutes les régions du corps ; elle fut alors soignée par un de mes collègues de l'hôpital Saint-Louis, qui employa inutilement le mercure, l'iodure de potassium, l'huile de foie de morue. Lorsque je fus appelé près d'elle, trois mois s'étaient écoulés depuis la fausse couche ; je la trouvai avec de vastes ulcères serpigineux qui occupaient le tronc, les cuisses et les bras, et qui avaient succédé à une syphilide pustulo-crustacée ulcéreuse.

Les caractères des ulcères ne pouvant laisser subsister le moindre doute sur leur nature, je prescrivis un traitement mercuriel. Ici se place une particularité intéressante. Quand la malade eut fait usage du mercure pendant quelque temps, elle fut prise tout à coup d'accidents hémiplégiques, langue déviée, bouche contournée, faiblesse de tout un côté du corps. Je cessai le mercure, les accidents paralytiques disparurent ; je repris le traitement mercuriel un peu plus tard, réapparition des mêmes accidents ; je renouvelai la tentative quatre ou cinq fois, toujours même résultat, si bien que, dans ce cas particulier, on se saurait méconnaître une corrélation intime entre l'administration du mercure et la production des accidents paralytiques. Ce que voyant, je dus renoncer tout à fait à l'emploi du mercure ; je le remplaçai par l'iodure de potassium, et après diverses péripéties, j'eus la satisfaction d'obtenir la guérison des ulcères serpigineux.

Les manifestations du côté de la peau avaient à peine disparu que se montrèrent des accidents laryngés, probablement des ulcérations des cordes vocales, et presque en même temps de graves symptômes de phthisie pulmonaire. On ne tarda pas à constater par l'auscultation les signes de nombreuses excavations dans le parenchyme pulmonaire, et bientôt aussi apparurent les signes d'une maladie du foie et d'une néphrite albumineuse.

M. Cruvelhier, appelé en consultation, déclara que la malade était en proie à une phthisie pulmonaire tuberculeuse, et qu'il n'y avait aucun espoir de guérison. Je ne partageai pas cette opinion, et je considérai les symptômes pulmonaires comme le résultat de la fonte purulente de nombreuses tumeurs gommeuses syphilitiques.

Quoi qu'il en soit, la malade prit alors à mon insu une trentaine de bouteilles de rob Laffecteur ; plus tard, je revins à l'iodure de potassium, et finalement cette dame guérit en conservant une aphonie complète.

Actuellement, après plusieurs années, la guérison ne s'est pas démentie, seulement l'aphonie persiste au même degré, et le D$^r$ Fauvel, consulté, a déclaré, après un examen laryngoscopique, que les cordes vocales étaient détruites, et le larynx parsemé de brides cicatricielles.

Le mari, que j'ai examiné à différentes reprises pendant la maladie de sa femme, et qui s'observait d'ailleurs avec soin, n'a jamais présenté d'accidents apparents depuis le chancre qu'il a contracté en Espagne ; aussi tout me porte à croire que, dans cette circonstance, la transmission syphilitique s'est faite à la mère par l'intermédiaire du fœtus qui tenait la syphilis du père.

Ce n'est pas la première fois d'ailleurs qu'on observe la transmission de la syphilis à la mère par le fœtus qu'elle porte dans son sein. Comme renseignement complémentaire, je dois ajouter que le mari m'a avoué qu'il n'avait pu résister, pendant la longue maladie de sa femme, au besoin de prendre une maîtresse, et qu'il en avait eu deux enfants, tous deux morts en bas-âge de convulsions, m'a-t-il dit, l'un à six mois, l'autre à dix-huit mois. Cet homme est resté maigre et assez chétif.

Dans ce cas, comme dans tous les autres semblables, nous ne croyons pas que, si la syphilis est grave, c'est à cause du mode spécial de contagion, mais bien à cause de l'état dans lequel se trouve la femme au moment de l'infection.

Nous ne sommes plus, en effet, au temps où l'on faisait jouer un rôle si important à la pléthore dans la pathologie de la femme enceinte, et depuis les travaux d'Andral et Gavaret, on sait que la plupart des troubles qui viennent compliquer la grossesse ont leur origine dans l'anémie ou du moins que celle-ci vient les compliquer.

Nous ne pouvons pas donner ici le résumé des travaux qu'ils ont faits sur ce point, nous dirons seulement qu'ils ont constaté la diminution du nombre des globules 104,49 au 9$^{me}$ mois au lieu de 121,04, et l'augmentation de la quantité de fibrine, se produisant toujours à partir du 6$^{me}$ mois. Becquerel, et Rodier de leur côté, sont arrivés aux mêmes résultats. Ils ont noté, en effet, une diminution de la quantité de fer existant dans le sang de la femme grosse.

Cette remarque nous paraît aussi s'appliquer aux cas dans lesquels une nourrice a été infectée par un nourrisson, quelques auteurs ont cru devoir attribuer la gravité de la vérole dans ces cas au siége du chancre (mamelon-lèvres); nous croyons qu'il est plus logique de l'attribuer à l'état dans lequelle se touve toute femme obligée de subvenir à une fonction qui, quoique éminenment physiologique, n'en est pas moins pour elle une cause d'énorme déperdition.

*Alcoolisme.*—L'alcoolisme chronique qui, comme l'a dit

M. Peter, n'est rien autre chose qu'une vieillesse prématurée a une influence fâcheuse des mieux étudiées. Quant à l'alcoolisme aigu ( Renaut de St-Denis-Ory ), il agit d'une autre façon, et il n'est pas rare de voir des malades chez lesquels un excès de boissons a été la cause occasionnelle d'un développement d'une manifestation de la syphilis. Nous devons dire cependant, qu'en général, les causes de cet ordre n'agissent guère que pendant la période des accidents secondaires. L'alcoolisme chronique, au contraire, agit en affaiblissant le malade et en le rendant moins apte a réagir efficacement. Nous ne citerons que deux observations, l'une empruntée au travail de M. Ory, l'autre que nous devons à l'obligeance de M. Rémy et de M. Horteloup.

G... (Prosper), 42 ans, infirmier à Saint-Louis, entre le 20 juin 1875 dans le service de M. Guibout, pour une rechute d'accidents syphilitiques graves. Cet homme raconte qu'il a contracté un chancre en mai 1868, qui dura trois mois, et fut traité à l'hôpital du Midi. Ce chancre était un peu phagédénique, il siégeait à la lèvre supérieure. Le dix-huitième jour du chancre, le malade eut une roséole, puis, *six semaines après*, des pustules grosses, ayant laissé des traces cicatricielles sur tout le corps.

Il quitta l'hôpital du Midi avant guérison, mais continua de se panser avec de la poudre d'iodoforme, de prendre du sirop de Gibert et du vin de quinquina, puis de l'iodure de potassium. Il y eut un amendement dans son état ; puis, deux ans après, il fut traité par M. Bazin pour une ulcération dans le cuir chevelu. Et, actuellement, 5 juillet 1875, le nez, le pourtour des lèvres, sont le siége d'une lésion hypertrophique tuberculeuse ; la voix est rauque et très-altérée ; la respiration est soufflante, le malade a de l'embarras gastrique. C'est pour cet état général grave qu'il vient d'obtenir son admission, salle Saint-Charles, et c'est alors que je puis l'examiner. Son corps est couvert de cicatrices arrondies, les unes blanches et lisses, les autres également lisses, mais pigmentées.

Le malade m'a dit qu'autrefois il était garçon de café sur les grands boulevards; il travailiait dix-sept heures par jour, se couchant à une heure et demie, et se levait à sept heures du matin. Mais, il le dit lui-même, il pouvait supporter ces grandes fatigues, car, autrefois, il était robuste et n'avait jamais été malade dans son enfance. Malheureusement pour lui, il buvait, chaque jour, environ huit à dix bocks de bière, et deux ou trois verres d'absinthe « sans compter le reste; » il dit qu'il avait des *pituites* le matin au moment de son réveil.

Ce n'était pas, à son dire, un débauché; il était paraît-il, très-fidèle à sa femme. Il est père de famille et avait trois enfants avant de contracter son chancre. Malgré ses accidents, il a revu sa femme plusieurs fois et celle-ci n'a pas été contaminée, ou tout au moins n'a pas présenté d'accidents.

Nous choisissons cette observation dans le nombre considérable de celles qui ont été publiées sur ce sujet parce que, outre qu'elle nous permet de faire remarquer à nouveau le phagédénisme comme permettant de craindre une syphilis maligne. Nous y voyons un malade chez lequel l'alcoolisme est seul en cause. Malgré un travail excessif, son état général était bon, et les autres conditions hygiéniques passables.

La seconde observation que nous citons sur ce sujet ne nous paraît pas moins embarrassante.

X..., âgé de 22 ans, entre le 14 janvier 1874, salle 10, lit n° 5.

Cet homme, qui est garçon de café, est alcoolique; non-seule-

ment il ingère quotidiennement des quantités d'alcool considé-
rables, mais encore il se livre fréquemment à des excès relatifs

Il y a deux ans, uréthrite.

Au mois de décembre 1874, après une rapide incubation, deux
chancres infectants siégeant de chaque côté de la rainure prépu-
tiale ayant laissé l'induration caractéristique qui fait même saillie
au niveau de son siége.

Actuellement ganglions gros, adénites inguinales indolentes
marquées surtout à gauche.

De plus, les ganglions cervicaux de l'angle des mâchoires, de
la ligne médiane sus-hyoïdienne sont le siége d'une hypertrophie
manifeste.

Sur le ventre, roséole érythémateuse qui s'étend jusque sur la
poitrine et les membres, mais qui a respecté la figure.

Sur le côté droit, on voit quelques papules desquamantes entou-
rées d'une auréole rouge et inflammatoire.

La papule a le volume d'une lentille, et l'auréole a à peu près
1 centimètre de diamètre. Leur nombre d'ailleurs n'est pas très-
considérable : 3 ou 4.

20 janvier. L'éruption papuleuse a presque disparu.

6 février. Ictère avec une hypertrophie du foie bien évi-
dente, mais quoique l'hypocondre droit soit légèrement sensible à
la pression, il n'y a pas à proprement parler de douleur au niveau
du foie. Le pouls est régulier à 60. La bouche est pâteuse et
amère.

Le 20. La coloration jaune a presque disparu, mais on voit
apparaître, sur la face interne des jambes, des boutons qui n'ont
pas tardé à s'ulcérer et à se recouvrir de croûtes épaisses et
dures (syphilides pustulo-crustacées).

Leur cicatrisation a d'ailleurs marché rapidement, et bientôt
elles n'ont plus laissé qu'une cicatrice déprimée et fortement pigmentée.

Les papules ont-elles d'ailleurs laissé une cicatrice en cocarde
très-remarquable. La circonférence est très-brune, le centre est
rose vif avec une coloration jaune intermédiaire.

Richard.                                                        3

On note trois taches semblables sur le côté droit du dos, une à l'aisselle du même côté.

A ce moment où ces accidents étaient pour ainsi dire guéris, on en voit survenir d'autres qui, d'après la marche ordinaire de la syphilis, auraient dû les précéder :

Erythème de la gorge et plaques muqueuses sur le voile du palais et à l'anus.

Le 27. Fièvre assez intense; pouls, 120 ; T. A. 38,4.

Les amygdales sont rouges, taillées à pic à leur partie interne.

Les ganglions sous—maxillaires sont très-développés.

Le 28. Insomnie, yeux brillants, traits fatigués, amygdales volumineuses et voile du palais repoussé en avant. Pouls 198; T. 28,2.

1er mars. Le malade se sent mieux, pouls moins fréquent, T. 38°.

Le 3. Amygdales toujours très-volumineuses. Pouls 108 ; T. 28,2.

Le 10. Le mal de gorge a disparu, mais sous le sterno-cléido-mastoïdien, on trouve une masse ganglionnaire de 7 cent. de longueur.

Le 17. Nouvelle éruption de papules à sommet croûteux, rugueuses et très-prurigineuses, siégeant surtout à la face interne des cuisses.

La tumeur ganglionnaire du cou a diminué.

1er avril. Les papules sont transformées en eczéma sec.

*Mauvaises conditions hygiéniques.* — Evidemment la vérole, au moment de son apparition offrait une gravité beaucoup plus considérable qu'actuellement, et nous croyons qu'indépendemment du traitement défectueux et même nul qui lui était opposé, elle devait une partie de sa gravité aux mauvaises conditions hygiéniques des malades qui en étaient atteints.

Mais cette question historique nous entraînerait trop loin, et nous ne pouvons nous y arrêter.

Nous ne nous dissimulons pas que la plupart des observations que nous aurions à rapporter ici pouvaient donner lieu à une interprétation différente. Dans la plupart des cas en effet l'alcoolisme devrait être noté, ces deux conditions fâcheuses coexistant ordinairement, surtout chez les malades que nous avons pu avoir l'occasion d'observer.

Nous avons cependant trouvé un cas dans lequel les déplorables conditions hygiéniques où se trouvait la malade doivent seuls ce nous semble être mis en cause.

Cette observation prise par M. Guillermet, interne des hôpitaux, est relatée dans le travail de M. Horteloup sur le traitement de la syphilis par les fumigations de calomel (*Annales de dermatologie et de syphiligraphie*, publiées par le docteur Doyon, t. VII, n° 3).


J..., âgée de 21 ans, entre le 16 juillet à l'hôpital de Lourcine, salle Saint-Bruno, n° 17.

Cette fille a quitté il y a trois ans sa famille pour vivre maritalement avec son amant. Mais au bout d'un an elle fut arrêtée sur la demande de ses parents et resta deux ans dans une maison de correction à Auxerre.

Jusqu'à son entrée dans cette maison, J... déclare n'avoir jamais rien observé du côté des organes génitaux, soit écoulement, soit érosion ou papule, n'avoir jamais vu de taches sur la peau et n'avoir jamais souffert de la gorge; ce ne fut que six mois après le commencement de sa détention qu'elle observa, en haut de la grande lèvre droite et un peu en dehors, un bouton rouge, creusé et donnant beaucoup de pus. Malgré toutes les questions, les plus diverses et les plus multipliées, pour obtenir l'aveu d'une contamination récente, on n'obtint aucun renseignement précis sur le début de cette affection, qui, à l'entrée de J..., à Lourcine, remonte donc à plus de deux ans.

Peu après le premier bouton, il survint, dit-elle, des tumeurs rouges et douloureuses sur la poitrine, elles s'abcédèrent et laissèrent écouler du pus mélangé de sang, mais elles guérirent sans laisser de traces. Une tumeur semblable apparut à la jambe gauche et le médecin de la prison crut devoir intervenir en y portant le fer rouge.

Malgré cette cautérisation, on vit se développer une syphilide papuleuse sur le cou, les lèvres, le front, les joues et sur le dos; cette syphilide persista et prit un développement considérable, comme nous le verrons plus loin. Deux mois plus tard, survint sur la jambe une tumeur semblable à celle qui avait déjà existé. Les papules des lèvres furent encore cautérisées au fer rouge, et on parla même d'amputation de la jambe.

Cette fille, en quittant Auxerre, vint à Paris et se présenta à la préfecture de police en demandant à être soignée; elle fût envoyée à Lourcine.

Ce qui frappe d'abord l'attention, c'est l'aspect du visage hideusement défiguré par une syphilide papuleuse hypertrophique, les papules, pressées les unes contre les autres, sont grosses comme des framboises et siégent sur le front et sur les ailes du nez, principalement. Sur le front, cette nappe occupe à peu près la ligne médiane depuis la naissance des cheveux jusqu'à la racine du nez sur une largeur de 3 ou 4 centimètres. Une autre groupe s'observe à la région temporale gauche. Sur les ailes du nez amas de papules dont quelques-unes sont presque pédicules. Sur le menton, sur les joues existent quelques papules isolés.

La lèvre inférieure présente à peu près sur la ligne médiane une masse surélevée, ulcérée, couverte d'une croûte noire. A la lèvre supérieure existe à la commissure gauche une grappe de papules allant rejoindre l'aile du nez. La commissure droite présente une papule isolée.

Sur la lèvre supérieure, au-dessous de la cloison, se trouve une cicatrice provenant de cautérisation faite à Auxerre; à la commissure droite on voit encore une même cicatrice.

Toutes ces papules sont violacées, tendues et surtout hypertrophiées; elles sont élastiques, très-vasculaires, et, lorsqu'on cherche à quoi les comparer, on ne trouve que le mot framboise. C'est en effet un beau type de ce que l'on a désigné sous le nom de *frambœsia*.

Le dos de la malade présente des papules groupées ou isolées à divers degrés d'évolution, depuis la papule sèche jusqu'à la papule ulcérée.

A droite, au-dessous de la clavicule, se trouve un grand îlot de papules moins exubérantes qu'à la face, mais assez volumineuses; elles sont le siége d'une légère desquammation. Au-dessous se trouve un second îlot, en voie de cicatrisation.

A gauche, deux larges plaques cicatrisées, bordées de papules confluentes un peu ulcérées.

Sur la ligne médiane, au niveau de la septième vertèbre cervicale, existe une cicatrice étendue déprimée.

Entre tous ces groupes on aperçoit une multitude de papules.

Sur les membres supérieurs se rencontrent des lésions analogues.

A la jambe gauche existe, outre la cicatrice, suite de cautérisation, un ulcère, au tiers supérieur, grisâtre et sanieux, très-douloureux, car la malade éprouve une véritable gêne pour marcher.

Les organes génitaux ne présentent ni plaques muqueuses ni cicatrices; on ne constate qu'une vaginite assez intense.

*Intoxications.* — Les intoxications chroniques, par l'état d'anémie et de cachexie qu'elles produisent sont aussi des circonstances dans lesquelles se développent des syphilis graves.

Nous allons rapporter ici deux observations inédites dues à l'obligeance de M. Rémy.

X..., âgé de 20 ans, rétameur, entre le 11 avril 1874 à l'hôpital du Midi, salle 12, lit 18 (service [de M. le [docteur Horte loup.)

Chez ce malade, le chancre qui a existé il y a quatre ans, sur le fourreau de la verge y a laissé une cicatrice nummulaire très-visible, à circonférence pigmentée, mais sans induration apparente. Il n'aurait duré que 8 ou 10 jours et aurait été accompagné d'un engorgement par le ganglionnaire de l'aine.

Depuis lors le malade ne s'est aperçu ni de roséole ni de plaques muqueuses, mais un an après il fut obligé d'entrer à l'hôpital Saint-Louis, dans le service du docteur Hillairet, à cause de 3 ou 4 ulcérations siégeant sur le devant de l'articulation du genou.

Après un mois de traitement par l'iodure de potassium et l'emplâtre Vigo, ces ulcérations étant guéries et laissant des cicatrices déprimées, arrondies, serpigineuses à surface lisse et à bords pigmentés.

En 1873. Tumeur de l'extrémité interne de la clavicule gauche qui a suppuré et a laissé une cicatrice adhérente.

A la même époque, ulcération de la face externe de la jambe droite.

Ces deux manifestations de la syphilis ont guéries sans soins.

Au mois de décembre de la même année, nouvelle poussée ulcéreuse siégeant à la face externe de la cuisse droite et dans le creux poplité gauche.

L'ulcération de la cuisse droite s'est cicatrisée spontanément, mais il n'en a pas été de même de celle qui était apparue dans le creux poplité du côté opposé et qui oblige le malade à entrer à l'hôpital.

Etat actuel. Ce jeune homme, quoiqu'ayant toujours vécu dans des conditions passables au point de vue de l'hygiène, a un aspect anémique très-prononcé.

Son teint est pâle et même jaunâtre, les traits sont tirés, les yeux enfoncés dans les orbites.

Pas de troubles de la sensibilité du côté des ligaments, mais liséré gingival plombique évident.

Dans le creux poplité est le siége d'une ulcération serpigineuse à bords calleux, taillés à pic, de coloration violacée, à fond sanieux offrant à peu près 6 cent. de longueur sur 3 de largeur.

Après un mois de traitement par l'huile de foie de morue et l'iodure de potassium, ce malade sort guéri de son ulcération, mais toujours cachectique.

Cette observation nous paraît rentrer dans le cadre des véroles graves, par le nombre des manifestations, par leur nature, tumeur suppurée de la clavicule, ulcères serpigineux multiples.

Nous croyons que cette gravité doit être rattachée à l'intoxication professionnelle, quoiqu'il n'en eût jamais eu les accidents aigus, plutôt qu'au manque de traitement pendant la période secondaire, qui a été chez lui d'une bénignité exceptionnelle, si tant est qu'elle ait existé.

Le second malade dont nous allons rapporter l'observation ici est un nommé :

X..., âgé de 19 ans, tourneur en cuivre, qui est entré le 21 février 1874, à l'hôpital du Midi, salle 10, lit n° 6, service de M. le docteur Horteloup.

Chancre il y a un an, siégeant sur le frein, et ayant laissé une induration à ce niveau. En même temps pléiades ganglionnaires, indolentes et dures dans les aînes de chaque côté.

Trois mois après, soigné en ville pour une roséole par des pilules de protoïodure qu'il paraît avoir prise assez régulièrement.

Il y a quinze jours, apparition de pustules d'ectima profond aux fesses, au poignet, sur le tibia gauche et aux pieds, en même

temps croûtes d'empitigo sur la face et eczéma sec du creux
poplité.

On note de plus un liseré verdâtre sur les dents et une gingivite
correspondante.

Après deux mois de traitement, par le sirop de Jibert et les
bains de sublimé, ce malade sort guéri.

Deux questions se posent d'elles-mêmes à propos de ce
malade que nous ne pouvons qu'indiquer.

1° Existe-t-il une intoxication cuivrique chronique
analogue à l'intoxication plombique ?

Nous savons que les travaux de MM. Pietra-Santa, Burq,
Galippe, semblent démontrer l'innocuité du cuivre pur pour
les ouvriers qui le travaillent, mais, d'un autre côté, des
auteurs tels que Michel-Lévy, Corrigan, n'hésitent pas
à admettre non-seulement une colique de cuivre, mais
aussi une intoxication chronique.

2° L'individu dont nous venons de rapporter l'observation ne serait-il pas arthritique ?

Outre que nous ne croyons pas pouvoir l'affirmer du
fait seul de l'eczéma, de plus nous avouerons que l'influence
de l'arthritis sur les syphilis ne nous paraît pas assez
étudiée pour nous permettre de l'affirmer.

*Omission ou insuffisance de traitement.* — Pour
notre maître, M. Fournier, « la véritable, la grande
cause de la vérole tertiaire, celle qu'on ne doit jamais
perdre de vue, c'est l'absence ou l'insuffisance du traitement dans la première période de la diathèse. »

Nous nous contenterons de faire remarquer que si cette proposition, qui est en contradiction avec quelques-unes des propositions émises par M. Diday, se trouve confirmée par de nombreuses observations, nous rapportons ici le résumé d'une seule que nous devons à l'obligeance de M. Magne, interne des hôpitaux.

X..., âgée de soixante-dix ans, est couchée au lit n° 4 de la salle Notre-Dame (service de M. le docteur Gombault.)

Cette femme nous assure qu'elle s'était toujours bien portée, il nous est impossible de trouver le moindre antécédent spécifique, elle parait être d'une bonne santé, et n'était l'air de souffrance qui lui est habituelle, elle pourrait être citée comme un exemple d'une vieillesse heureuse.

Il y a deux ans apparition d'une tumeur, d'abord dure puis molle, indolente et fluctuante sur l'avant-bras droit, qui ne tarda pas à s'ulcérer et à donner issue à un liquide jaunâtre très-abondant et à des détritus filamenteux.

Après quatre ou cinq mois et sans aucun traitement, la cicatrisation était effectuée laissant un stigmate caractéristique.

Cet accident ne lui avait pas fait perdre l'appétit et n'avait porté nullement atteinte à sa santé générale.

Mais depuis le mois de janvier, sont survenues des douleurs de tête qui, à partir de ce moment, ne lui ont laissé aucun répit.

Cette céphalalgie intense siége toujours au même point (région temporale droite).

En même temps, apparition dans l'aisselle du même côté d'une tumeur de la grosseur d'un œuf de poule, qui a offert la marche de celle qui avait déjà existé sur l'avant-bras, si ce n'est que sous l'influence de l'iodure de potassium à dose de 4 à 6,8, et de rrictions mercurielles elle ne s'est pas ulcérée.

Sous l'influence du même traitement, les douleurs de tête ont aussi disparu.

*Scrolule.* — Encore une influence fâcheuse au premier chef, sur laquelle nous ne pouvons rien ajouter à ce qui a déjà été fait. On sait que les individus scrofuleux ont plus que les autres une tendance à la suppuration des accidents syphilitiques et, si nous faisons un paragraphe spécial, c'est à seule fin d'être aussi complet que possible, du moins dans notre cadre.

*Traumatisme.* — En terminant, nous ne croyons pas devoir passer sous silence le traumatisme, qui paraît fixer souvent le siége d'une manifestation syphilitique, si même il ne les fait pas apparaître. Souvent M. Lancéreaux, dans ses observations, a noté une contusion comme cause occasionnelle d'une lésion du foie ou d'un autre viscère, et nous-même avons observé dans le service de M. le professeur Broca, remplacé par M. Pozzi, un fait analogue dont nous devons l'observation à M. Magne, interne du service.

X..., âgé de quarante-cinq ans, fumiste, entré à l'hôpital des Cliniques le 21 septembre 1875, où il est couché au lit n° 17 de la salle des hommes.

En 1860, chancre survenu au bout de six semaines, à ce que prétend le malade, et ayant duré à peu près un mois, du volume d'un petit pois et diagnostiqué induré et infectant par M. Cusco.

Trois mois après, apparition de plaques muqueuses à la bouche, aux gencives, aux lèvres, à l'anus.

Ces divers accidents disparaissent après un traitement hydrargyrique ayant duré quatre-vingt-dix jours à peu près.

En juin 1872, contusion des côtes inférieures droites : plus tard, nouvelle contusion au même niveau ayant donné lieu à une grosseur. Le malade alla alors à la consultation de Necker, où on

lui fit mettre des ventouses scarifiées dans la région postéro-infé-
rieure du thorax.

On lui appliqua, dit-il, sept ventouses, et le résultat fut sept
ulcérations dont voici les caractères :

Les bords sont taillés à pic, d'une coloration rouge-sombre,
n'offrant rien de caractéristique, si ce n'est à leur contour
et offrant par place des arcs de cercle assez étendus. Le fond
de l'ulcère est jaune, rougeâtre, sanieux, saignant assez facilement.

La peau voisine est le siége d'une hypertrophie du derme bien
manifeste.

De plus, depuis le mois de janvier 1875, il se plaint beaucoup de
la malléole interne des deux pieds qui est, en effet, tuméfiée et
douloureuse. De plus, l'extrémité interne de la clavicule droite a
double de volume et est assez douloureuse pour mettre obstacle à
tout travail.

Ce malade a encore présenté des particularités intéressantes
du côté de son tube digestif, mais nous croyons inutile de les relater ici. Quoi qu'il en soit, sous l'influence de l'iodure de potassium et du sirop de Gibert, les ulcérations se sont cicatricées, et
l'hypertrophie du derme a disparu.